U0227322

# 超声危急值

杨 斌 孙红光 张丽娟 ◎ 主编

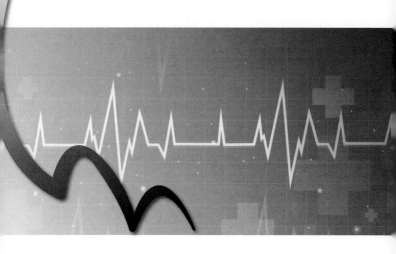

科学技术文献出版社
SCIENTIFIC AND TECHNICAL DOCUMENTATION PRESS

·北京·

**图书在版编目（CIP）数据**

超声危急值 / 杨斌, 孙红光, 张丽娟主编. —北京：科学技术文献出版社, 2019.8（2022.10重印）

ISBN 978-7-5189-5368-4

Ⅰ. ①超… Ⅱ. ①杨… ②孙… ③张… Ⅲ. ①超声波诊断 Ⅳ. ① R445.1

中国版本图书馆 CIP 数据核字（2019）第 058378 号

**超声危急值**

策划编辑：张 蓉 责任编辑：张 蓉 孙秀明 责任校对：文 浩 责任出版：张志平

| | | |
|---|---|---|
| 出　版　者 | 科学技术文献出版社 |
| 地　　　址 | 北京市复兴路15号　邮编 100038 |
| 编　务　部 | （010）58882938, 58882087（传真） |
| 发　行　部 | （010）58882868, 58882870（传真） |
| 邮　购　部 | （010）58882873 |
| 官　方　网址 | www.stdp.com.cn |
| 发　行　者 | 科学技术文献出版社发行　全国各地新华书店经销 |
| 印　刷　者 | 北京地大彩印有限公司 |
| 版　　　次 | 2019 年 8 月第 1 版　2022 年 10 月第 4 次印刷 |
| 开　　　本 | 850×1168　1/32 |
| 字　　　数 | 55千 |
| 印　　　张 | 2.5 |
| 书　　　号 | ISBN 978-7-5189-5368-4 |
| 定　　　价 | 32.00元 |

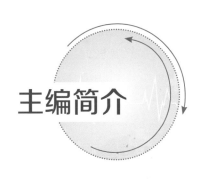

# 主编简介

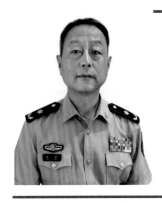

杨 斌

医学博士，主任医师，教授，南京大学医学院和南京医科大学博士研究生导师，博士后联系导师，东部战区总医院超声诊断科主任。

　　江苏省医学会超声医学分会前任主任委员，现任江苏省医师协会超声分会会长，中华医学会超声医学分会委员，解放军超声医学和介入医学专业委员会常务委员，中国超声医学工程学会常务委员；《中华超声影像学杂志》《中华医学超声杂志（电子版）》《临床超声医学杂志》《中华男科学杂志》《中国医学影像学杂志》《医学研究生学报》等杂志编委。

　　发表论著160余篇（其中SCI 29篇），主编和参编著作18本，主持国家科学自然基金面上项目二项，军区重点项目二项，江苏省社会发展项目一项，获省部级一等奖和二等奖共四项。

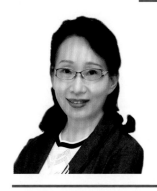

孙红光

主任医师，教授，硕士
研究生导师，扬州大学附属
医院超声科主任。

现任江苏省医学会超声医学分会副主任委员，江
苏省医师协会超声分会副主任委员，江苏省超声医学工
程学会副理事长，中国超声医学工程学会理事，中国超
声医学工程学会浅表器官及外周血管专业委员会常务委
员，中国超声医学工程学会超声心动图专业委员会委员，
中国超声医学工程学会颅脑及颈部血管超声专业委员会
委员，国家卫生健康委员会脑卒中防治委员会血管超声
专业委员会委员，海峡两岸医药卫生交流协会心脏重症
专业委员会委员。

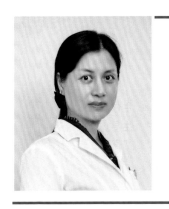

张丽娟

副主任医师，南京医科
大学第四附属医院（南京市
浦口医院）书记，功能科主任。

现任江北新区妇女联合会副主席，中国民族卫生协
会超声医学分会理事，中国医药教育协会超声医学专业
委员会胃肠超声学组委员，江苏省医学会超声医学分会
委员，江苏省医师协会超声分会常务委员，江苏省医师
协会超声分会常务委员，浅表及小器官学组组长，中国
超声医学工程学会腹部超声专业委员会委员，中国医疗
保健国际交流促进会超声医学分会委员；近年来在国内
外杂志发表论文 8 篇。

# 编委会

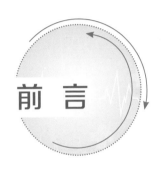

# 前 言

　　危急值首先应用在医院的检验科。危：危在旦夕，命悬一线；急：千钧一发，瞬息万变；值：阈值，发现达到预定值，立刻启动医疗处理程序。检验科是最早提出危急值的科室。如血钾高于 5.5mmol/L，称为高钾血症，高于 7.0mmol/L 则为严重高钾血症，此时应立即电话通知患者所住病房的主管医师，立即实施处理，降血钾，以防心脏骤停。因此，血钾为 7.0mmol/L 就必须建立危急值。

　　近二十几年来，超声诊断技术发展迅速，对疾病诊断能力明显提高。一些危及生命的疾病仅凭超声就可以及时诊断、及时介入治疗。超声诊断涉及的疾病广泛，由原来的腹部超声和心脏超声，发展到今天的小器官超声、妇产超声、外周血管超声、介入超声、肌骨超声、胃肠超声、盆底超声、急重症超声、肺超声、小儿超声、创伤超声和人工智能超声等，临床每个科室几乎都需要超声。目前，超声质量控制的组织建设、超声质控管理专家共识、超声质控指南和超声质控点布控等均由北京协和医院姜玉新书记（原）实施。超声危急值是超声质量控制的一项重要内容，越来越重要，越来越受到重视。

　　笔者搜索了相关网站，目前还没有超声危急值的书籍出版，故萌生念头，想编写一本超声危急值相关的书，以供参考。由于编者水平有限，罗列出的超声危急值还有待专家们商榷，对书中存在的疏误与缺陷，诚请批评指正。

杨斌

2019 年 8 月 4 日于南京

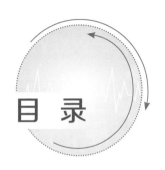

# 目　录

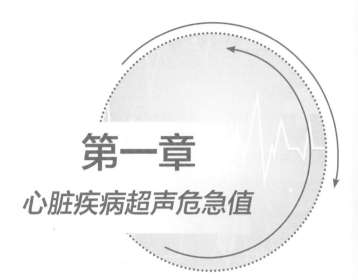

# 第一章
## 心脏疾病超声危急值

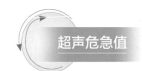

# 第一节 大量心包积液（心脏压塞）

## 1. 定义

大量心包积液指心包腔内液体和液压急剧增加而引起的心脏受压综合征。由于心包弹性有限，急性心包积液达 150ml 即可限制心脏的舒张期充盈，导致心脏每搏输出量降低，引起急性循环衰竭，进而导致心脏骤停。

## 2. 超声诊断

左右室腔缩小，心脏舒张受限，各瓣膜开放幅度降低，室间隔与左室后壁呈同向运动，下腔静脉、肝静脉呈淤血性扩张——"心脏受压征"。

舒张早期右室塌陷（图 1-1-1），舒张晚期右房塌陷，M 型超声显示右室前壁呈波浪状曲线——"心脏塌陷征"（图 1-1-2）。

急性大量心包积液时，心包腔无回声宽度＞ 2cm，心脏在液性暗区内明显摆动——"心脏摆动征"（图 1-1-3，图 1-1-4）。

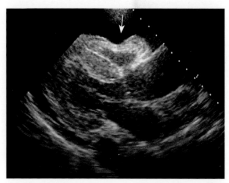

图 1-1-1 大量心包积液，右室前壁塌陷（箭头）

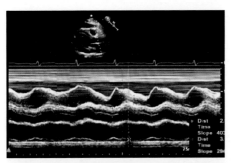

图 1-1-2　M 型超声显示右室前壁呈波浪状曲线

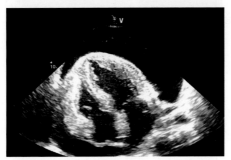

图 1-1-3　大量心包积液，心脏摆动

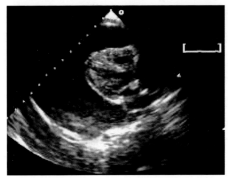

图 1-1-4　小儿心脏压塞

## 3. 管理意见

密切结合临床分析心包积液发生的原因，如诊断为心脏压

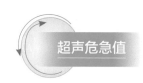

塞，立即建立危急值报告。若心包积液呈缓慢增加，心包代偿性扩张，即使达到大量心包积液，也不会引起血流动力学明显变化（图 1-1-5）。

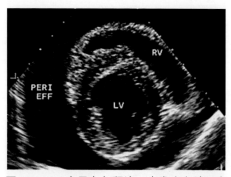

图 1-1-5　大量心包积液，未发生心脏压塞

RV：右心室；LV：左心室

# 第二节　主动脉夹层

## 1. 定义

主动脉内膜撕裂导致血液进入中层使主动脉壁形成夹层血肿。主动脉夹层常根据内膜撕裂的部位和夹层血肿波及范围进行分型，临床常用的是 DeBakey 分型和 Stanford 分型。DeBakey 分型：Ⅰ型，起自升主动脉并延至降主动脉；Ⅱ型，局限于升主动脉；Ⅲ型，起自降主动脉并向远端延伸。Stanford 分型：A 型，主要累及升主动脉（相当于 DeBakey Ⅰ型和Ⅱ型）；B 型，仅累及降主动脉（相当于 DeBakey Ⅲ型）。

## 2. 超声诊断

二维超声　主要表现为主动脉腔内可见撕裂的主动脉壁内膜，呈带状回声，撕裂的内膜将主动脉腔分为真腔和假腔（图 1-2-1）。

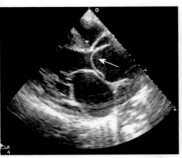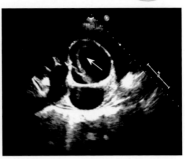

图 1-2-1　左室长轴切面及大动脉短轴切面

升主动脉内撕裂的内膜（箭头）

**M 型超声**　升主动脉扩张，常达 42mm 以上，腔内出现与主动脉壁平行的第三条高回声带，假阳性与假阴性均较高，需要与其他检查方法联合观察。

**彩色多普勒**　真腔中血流速度快，颜色鲜艳，而假腔中血流速度缓慢，颜色暗淡（图 1-2-2）。如果假腔有附壁血栓，则无血流信号显示，DeBakey Ⅰ型和Ⅱ型有不同程度的主动脉瓣反流。

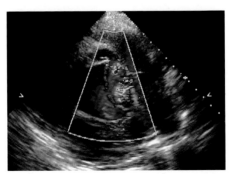

图 1-2-2　彩色多普勒血流图显示主动脉夹层真腔与假腔血流

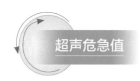
### 3. 管理意见

主动脉夹层属于心血管疾病的急重症，死亡率极高。如超声检查发现主动脉夹层征象，应立即建立危急值报告，并密切结合临床症状及血流动力学改变情况。如果超声没有发现直接征象，但根据患者病情高度怀疑主动脉夹层，一定建议进一步行影像学检查排除之（如建议 MRI 检查）。

# 第三节　大面积心肌坏死

### 1. 定义

大面积心肌坏死指 ≥ 3 个节段的心肌坏死，常因冠状动脉闭塞引起，也可因心肌炎等其他因素引起。

### 2. 超声诊断

二维超声　相应室壁节段性运动消失，甚至矛盾运动，室壁变薄，心腔扩大，心功能异常（图 1-3-1）。

M 型超声　室壁运动幅度、运动速率及增厚率明显减低或消失。

心肌梗死常见并发症　严重缺血性二尖瓣关闭不全、真性和假性室壁瘤形成（图 1-3-2，图 1-3-3）、室间隔穿孔、左室游离壁破裂、心室附壁血栓（图 1-3-4）等。

### 3. 管理意见

大面积心肌坏死属于心血管危急重症，患者病死率高，但超声不是最佳诊断方法，因其无法探及直接征象，如发现可疑征象，结合临床高度怀疑心肌大面积坏死时，应立即建立危急值报告，并强调结合临床表现及其他检查结果。

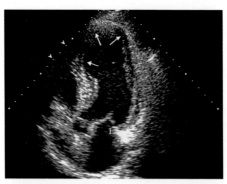

图 1-3-1 急性心尖部心肌梗死，心肌变薄，出现矛盾运动（箭头）

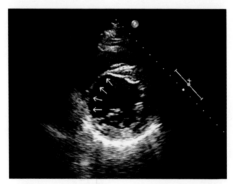

图 1-3-2 室壁瘤形成（短轴切面）（箭头）

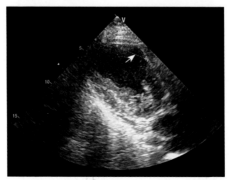

图 1-3-3 室壁瘤形成（长轴切面）（箭头）

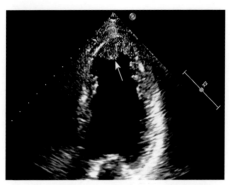

图 1-3-4　心肌梗死后心尖部附壁血栓形成（箭头）

# 第四节　心腔内游离血栓

### 1. 定义

完全游离漂浮或大部分游离（附着点小或稀松）在心腔内的血栓。

### 2. 超声诊断

心腔内探及高回声团块，呈游离状态（图 1-4-1～图 1-4-4），随心动、血流无序活动，或附着点小，摆动幅度大（图 1-4-5），结构疏松，如细菌性栓子（图 1-4-6）、不光滑黏液瘤等。

### 3. 管理意见

心源性血栓可引起脑卒中、肺栓塞或外周血管闭塞，一旦发生，具有极高的死亡率和致残率。经胸超声心动图和经食管超声心动图是评估心源性血栓的首选方法，如发现游离血栓，随时可能经体、肺循环流出心脏导致危险后果，应立即建立危急值报告，并与临床医师充分沟通。

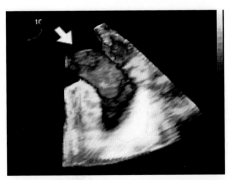

图 1-4-1　三维 TEE 显示左心耳游离血栓（箭头）

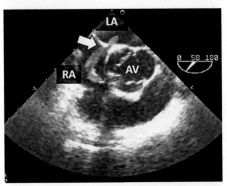

图 1-4-2　正在穿行卵圆孔的反常游离血栓（箭头）

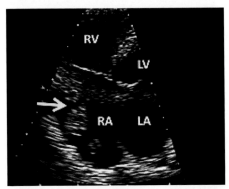

图 1-4-3　右房游离血栓（箭头）

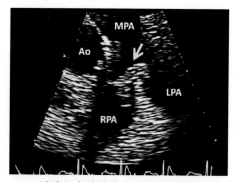

图 1-4-4　骑跨左右肺动脉分叉处的游离血栓（箭头）

MPA：主肺动脉；LPA：左肺动脉；RPA：右肺动脉；AO：主动脉

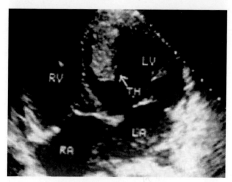

图 1-4-5　左室附着点极小的血栓（TH，箭头）

RA：右心房；LA：左心房

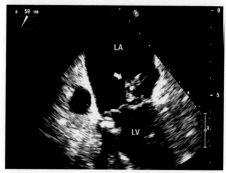

图 1-4-6　附着于二尖瓣的疏松细菌栓子（箭头）

# 第五节　心脏普大急性心力衰竭

## 1. 定义

心力衰竭指各种心脏结构或功能性疾病导致心室充盈和／或射血功能受损，心排血量不能满足机体组织代谢的需要，以肺循环和／或体循环淤血、器官组织血液灌注不足为临床表现的一组综合征。其主要表现为呼吸困难、体力受限和液体潴留。急性心力衰竭指心力衰竭急性发作和／或加重的一种临床综合征，可表现为急性新发或慢性心力衰竭急性失代偿。

## 2. 超声诊断

**二维超声**　四个房室腔均明显增大，以左室、左房为主（图 1-5-1）；左室呈球形扩大，室间隔向右室侧膨突，左室壁相对变薄。

**M 型超声**　室壁运动弥漫性减低，左室收缩功能减低，左室射血分数 EF ≤ 30%；心底波群见主动脉振幅减低，主动脉瓣开放小，关闭速度减慢；二尖瓣波群见左室明显增大，二尖瓣前后叶开放幅度变小，表现为"大心腔，小开口"；E 峰至室间隔距离 EPSS 明显增大，一般 ＞ 10mm（图 1-5-2）。

**彩色多普勒**　各瓣口血流色彩暗淡，常见二、三尖瓣反流。

**频谱多普勒**　主动脉瓣口收缩期最大血流速度、血流速度积分减低；二尖瓣口血流频谱呈"限制性"充盈，E 峰呈高耸的尖峰波，A 峰极低甚至消失（图 1-5-3）。

## 3. 管理意见

心脏普大急性心力衰竭属于心血管疾病的急重症，死亡率高达 50%。如超声检查发现心脏普大急性心力衰竭征象，应立即建立危急值报告。

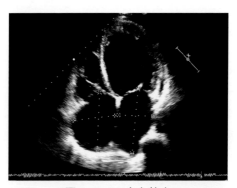

图 1-5-1　全心扩大

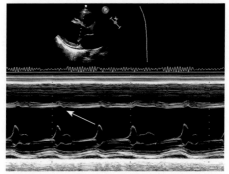

图 1-5-2　大心腔，小开口，EPSS 增大（箭头）

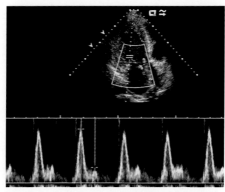

图 1-5-3　限制性二尖瓣频谱多普勒血流图

# 第六节 心脏破裂

## 1. 定义

心脏破裂时心肌组织的连续性中断。多由尖刀锐器、子弹、弹片等穿透胸壁，伤及心脏所致；少数则由暴力撞击前胸引起心脏破裂。心肌梗死时，心肌软化，在血流冲击下，也可以出现心脏破裂，是心肌梗死的重要并发症之一。通常超声将心脏破裂分为四型：Ⅰ型为室壁贯通不伴室壁撕裂或仅有轻度撕裂，心肌内可有血液渗透；Ⅱ型为多孔型室壁贯通，室壁大范围撕裂伴有血液浸润；Ⅲ型为破裂的心内膜侧血栓封闭或心外膜侧裂口愈合；Ⅳ型为室壁已经明显变薄扩张，但撕裂尚未突破心肌全层。

## 2. 超声诊断（游离心室壁破裂时）

**二维超声** 心包腔存在液性暗区（均匀或不均匀回声）；游离心室壁连续性中断（图1-6-1）；心室壁节段性运动障碍。

**彩色多普勒** 心肌中断处可见血流信号穿过（图1-6-2）。

## 3. 管理意见

心脏破裂属于心血管疾病的急重症，抢救成功率很低。如果超声检查发现心脏破裂所致的心脏压塞时，立即建立危急值报告，结合临床可以考虑床边超声介入心包穿刺术，抽出心包积血，以争取时间行急诊手术。

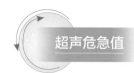
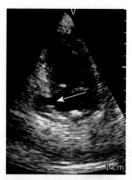

图 1-6-1　急性心肌梗死：左室后壁破裂，假性室壁瘤（箭头）

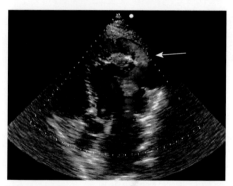

图 1-6-2　急性心肌梗死：左室侧壁破裂，心肌中断处血流（箭头）

# 第七节　室间隔穿孔

## 1.定义

室间隔穿孔大多是由急性心肌梗死所致心脏破裂的一种类型，该病常继发于前壁或下壁心肌梗死，前壁心肌梗死时穿孔多位于室间隔近心尖部，下壁心肌梗死时则多位于后室间隔。

## 2.超声诊断

**二维超声**　室间隔运动减低,局部见连续性中断( 图1-7-1)。

彩色多普勒　室间隔中断处探及高速由左向右分流信号（图 1-7-2）。

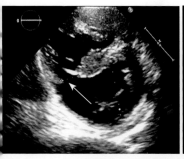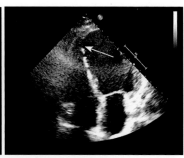

图 1-7-1　急性心肌梗死后，室间隔穿孔二维声像图（箭头）

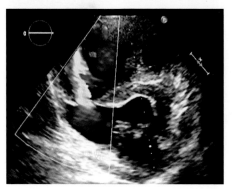

图 1-7-2　室间隔穿孔处彩色多普勒血流图

## 3. 管理意见

急性心肌梗死所致室间隔穿孔属于心血管疾病的急重症，患者预后极差，急性期死亡率高。超声检查发现室间隔穿孔时，立即建立危急值报告。

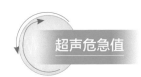

# 第八节  人工瓣膜卡瓣

## 1.定义

"卡瓣"是指人工瓣膜植入心脏后,瓣叶活动故障,造成血流受阻,可分为急性卡瓣和慢性卡瓣。引起"卡瓣"的原因包括瓣叶血栓形成、血管翳形成及赘生物形成所导致的瓣叶活动受限和瓣膜装置本身的机械故障等。

## 2.超声诊断

**二维超声**  若为机械瓣,可见瓣膜回声增强、瓣膜活动度降低,瓣上有异常回声附着,机械瓣叶活动幅度减小(瓣叶开放时与瓣环平面夹角明显小于正常)或固定(图1-8-1)。若为生物瓣,可见瓣膜增厚,瓣口开放幅度减小。

**彩色多普勒**  通过机械瓣口的血流束数量减少或变细;流束与瓣环平面夹角明显小于正常;瓣膜反流(图1-8-2)。

**频谱多普勒**  瓣口血流峰值及平均流速、压差高于正常;瓣口面积小于正常。

## 3.管理意见

目前临床"卡瓣"发生概率小,程度严重时可导致心脏骤停等重大不良事件,一定结合临床并根据卡瓣程度上报危急值,行经胸超声心动图检查后,图像质量不满意时,建议进一步行经食管超声心动图检查。

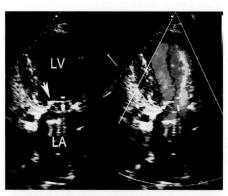

图 1-8-1　二尖瓣卡瓣（箭头）

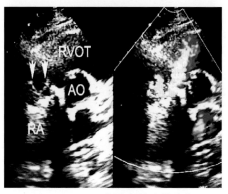

图 1-8-2　三尖瓣卡瓣（箭头）

RVOT：右室流出道

（孙红光）

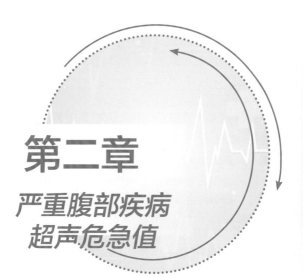

# 第二章

## 严重腹部疾病
## 超声危急值

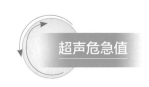

# 第一节　脾破裂

## 1. 定义

脾破裂指脾脏在受到外力或诱因后发生的危急病变。由于脾脏是一个血供丰富而质脆的实质性器官，外伤暴力很容易使其破裂而引起内出血，大多为被膜和实质同时破裂。少数患者受伤时被膜未破仅有实质破裂，其后才出现脾被膜破裂出血称为延迟性破裂。病理性肿大的脾脏质地脆弱，在剧烈咳嗽、打喷嚏或突然体位改变时，有时可发生自发性破裂。

## 2. 超声诊断

**真性脾破裂**　脾包膜连续性中断，局部回声模糊，可见局限性暗区；脾形态失常，脾体积比外伤前缩小，脾实质回声紊乱密度不均，脾周围及腹腔内均可出现无回声暗区。

真性脾破裂根据脾脏出血的部位可分为中央破裂和包膜下破裂。中央破裂为脾实质内部破裂，在脾实质内形成血肿，脾脏体积增大，局部回声紊乱，密度不均，可出现不规则回声增强区、减低区或无回声区（图 2-1-1，图 2-1-2）。包膜下破裂，脾体积增大，形态改变，在脾外周部可见形态不规则的低回声或无回声区多为月牙形，脾包膜明显隆起，病灶后方回声增强（图 2-1-3）。

## 3. 管理意见

脾破裂无论是中央还是包膜下破裂均要报危急值，而超声密切随访甚为重要。如果包膜破裂或中央破裂时出血量较多，需急报危急值；若出血量较少，腹腔或盆腔无液性暗区，也要密切随访超声和其他相关检查。

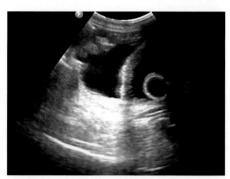

图 2-1-1 脾破裂见腹腔内大量的无回声区

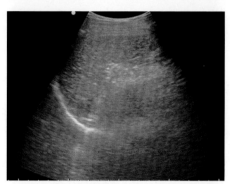

图 2-1-2 脾中央区破裂,脾实质内可见无回声区

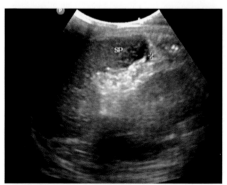

图 2-1-3 脾脏包膜下少量出血

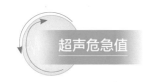

# 第二节　*肝破裂*

## 1. 定义

肝破裂指肝脏在受到外力或诱因后发生的危急病变，也可以是肝癌破裂引起出血。由于肝脏是一个血供丰富的实质性器官，外伤暴力很容易使其破裂而引起内出血，大多数为被膜和实质同时破裂。少数受伤时被膜未破仅有实质破裂，其后发生肝被膜破裂出血称为延迟性破裂。当有占位性病变时，如包膜下较大的原发性肝癌，在剧烈咳嗽、打喷嚏或突然体位改变时，有时可发生自发性破裂。

## 2. 超声诊断

肝脏外伤后肝实质内出现边缘不清的血凝块低回声区，或边界较清晰的无回声区，中间可有条索状分隔，后方有增强效应（图 2-2-1，图 2-2-2）。若肝实质内广泛出血，超声可见肝明显增大，肝内出血区域呈片状的略强回声区（肝内毛细血管破裂出血，血管壁形成多层反射），呈弥散状。

肝包膜下亦可出现无回声区。当血肿内有血液和血凝块同时存在时，可伴有高回声，并有漂浮现象（图 2-2-3）。

肝包膜破裂时，可在破裂处及肝周围腹膜间隙或腹腔内探及出血的无回声区，结合外伤史可以明确诊断。

## 3. 管理意见

密切结合临床分析病情，肝实质破裂及肝包膜下破裂均可导致大量出血，故应密切观察出血的动态变化。肝被膜完整，破裂不严重或肝内有较小的局限性小血肿时，出血量受到限制，临床上并无明显的出血征象，腹腔内无游离液体，仅需密切动态随访。若包膜破裂较大或肝肿大，内有片状略强回声，肝内血肿较大或肝癌破裂时，需急报危急值。

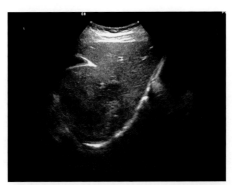

图 2-2-1 肝内见一低回声的血肿，血肿后方回声增强

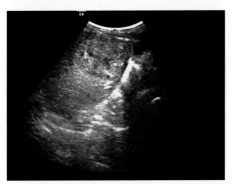

图 2-2-2 肝内出血，见条索状的血凝块及片状增强区

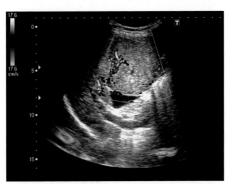

图 2-2-3 肝癌破裂彩色多普勒血流图显示腹腔内见游离液体

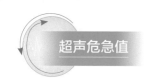

# 第三节 肾破裂

## 1. 定义

肾破裂指肾脏在受到外力或诱因后发生的危急病变。根据病因分为外伤性肾破裂、医源性肾破裂和自发性肾破裂。外伤性肾破裂由闭合性或开放性肾外伤而引起。医源性肾破裂常因肾穿刺活检手术而致；自发性肾破裂多由于患者患有凝血机制障碍、肾肿瘤、血管畸形等疾病而引起。肾损伤分为肾挫伤、部分裂伤、全层裂伤和肾蒂损伤四类。肾部分损伤有向外裂伤和向内裂伤之分。向外裂伤形成肾周围血肿；向内裂伤与肾盂相通，有大量血尿。肾挫伤和向内肾部分裂伤均不形成肾周围血肿，肾损伤其他类型均可造成肾周围血肿。

## 2. 超声诊断

肾周围有血肿，呈低回声区，肾脏断裂、移位处均可见血肿低回声区，肾内血肿在断裂处显示或位于肾的中部、上极、下极等处。陈旧性血肿由于血块机化、回声增强，类似于实质回声。合并肝或脾破裂者，肝区或脾区出现血肿低回声，合并腹腔内无回声暗区。

## 3. 管理意见

密切结合临床分析肾破裂原因：若被膜完整，出血量受到限制，患者临床上并无明显出血征象，超声可以继续观察有无继续出血情况；若包膜下出血量较大，并且有活动性出血，应报危急值（图 2-3-1 ～图 2-3-3）。肾实质破裂或断裂，出现腹腔游离性无回声区，需急报危急值（图 2-3-4）；若破裂处朝向肾窦，超声见膀胱内有血凝块，也应报危急值。

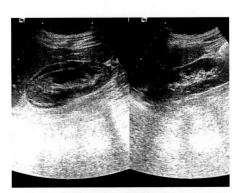

图 2-3-1 肾包膜下出血伴部分肾实质损伤

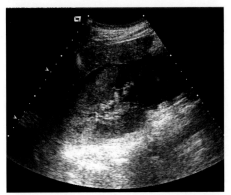

图 2-3-2 肾包膜下少量出血伴肾下极肾实质挫裂伤

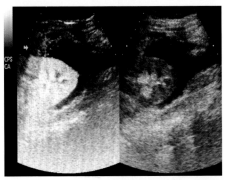

图 2-3-3 超声造影可以判断活动性肾包膜下血肿

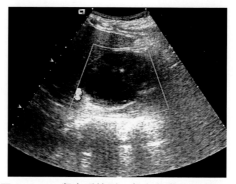

图 2-3-4　肾实质挫裂，肾内血流已无法显示

# 第四节　腹主动脉瘤

## 1.定义

腹主动脉瘤指由于腹主动脉壁薄弱所引起的主动脉局限性管腔显著扩张（相当于正常部位外径的 1.5 倍以上）。分为真性动脉瘤和假性动脉瘤。其病因包括动脉粥样硬化、梅毒、外伤、感染等。

真性动脉瘤是由于主动脉壁中层的退行性变，导致中层薄弱或坏死，代之以结缔组织，使主动脉壁变薄，弹性逐渐消失，故不能承受血压急剧升高、突然紧张和用力，使动脉壁逐渐扩张，形成动脉瘤。常见病因为动脉粥样硬化。

假性动脉瘤是由于腹主动脉壁部分破裂，血液溢至血管外，被局部周围组织纤维包裹形成的囊性搏动性血肿，并非真性动脉壁扩张。其多因外伤、肿瘤等损伤动脉壁所致。

## 2.超声诊断

**真性动脉瘤**　腹主动脉外径增大，呈梭形或囊性扩张；病变处腹主动脉外径与其正常段外径之比超过 1.5 倍；腹主动脉局限性扩张，外径＞3.0厘米（图2-4-1）。以上符合其一即可诊断为腹主动脉瘤。在肾动脉以下没有逐渐变细，瘤体边缘与主动脉壁相连，瘤壁由血管壁构成；瘤体中由于血流缓慢、血液淤滞，常可见云雾状影，有时可见附壁血栓（图2-4-2），彩色多普勒显示庞大瘤腔内的血流信号（图2-4-3）；如果腹主动脉瘤体积增大、血栓－管径比例低，提示动脉瘤不稳定或先兆性破裂。腹主动脉周围血液向腹腔内延伸，形成腹膜后血肿，提示动脉瘤破裂。

*假性动脉瘤* 腹主动脉壁的某一部位可见连续中断，其周围有一液性暗区的腔室；腔室内常可见云雾状影或附壁血栓，腔室壁由血栓和周围软组织所构成（图2-4-4）；瘤体大、开口小；彩色多普勒血流图上可见假性动脉瘤瘤壁破口处血流往返于动脉与瘤腔之间（图2-4-5～图2-4-7）。

### 3. 管理意见

结合临床分析，超声早期诊断腹主动脉瘤破裂和先兆破裂非常重要。如果超声提示腹部搏动性肿块，又出现腹痛突然加剧，应考虑腹主动脉瘤破裂或先兆破裂。假如腹主动脉瘤旁可见腹膜后血肿，高度提示瘤体破裂，需急报危急值。超声若显示瘤体严重扩张，瘤壁菲薄或出现夹层伴血栓形成，均应报危急值。

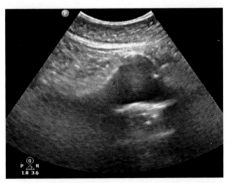

图2-4-1 腹主动脉瘤超声表现为局限性囊状扩张

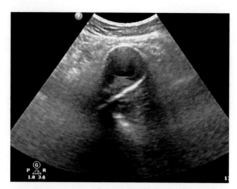

图 2-4-2　腹主动脉瘤伴附壁血栓

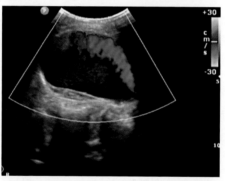

图 2-4-3　彩色多普勒血流图显示腹主动脉瘤伴附壁血栓

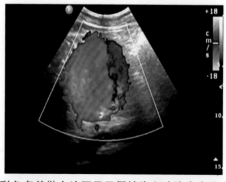

图 2-4-4　彩色多普勒血流图显示假性腹主动脉瘤瘤腔内血流呈团流

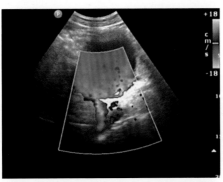

图 2-4-5　假性动脉瘤动脉破口处彩色多普勒血流图

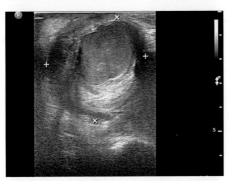

图 2-4-6　肱动脉外伤引起的假性动脉瘤

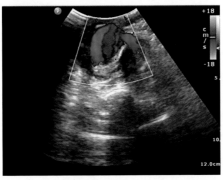

图 2-4-7　肱动脉假性动脉瘤破口处彩色多普勒血流图

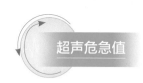

# 第五节　急性胰腺炎

## 1. 定义

急性胰腺炎是由多种病因导致胰酶在胰腺内被激活后而引起胰腺组织自身消化、水肿、出血甚至坏死的炎症反应。临床上以急性上腹痛、恶心、呕吐、发热和淀粉酶增高为其表现特点。根据病变分为轻症急性胰腺炎和重症急性胰腺炎。轻症以胰腺水肿为主，病情呈自限性，预后良好；重症胰腺出血坏死，常继发感染腹膜炎和休克等，病死率高。临床病理中急性胰腺炎分为水肿型和出血坏死型两种。病情较重者可发生全身炎症反应综合征，并可伴有器官功能障碍的疾病。胆源性胰腺炎是我国急性胰腺炎发生的主要病因。

## 2. 超声诊断

**胰腺形态**　急性胰腺炎胰腺呈弥漫性肿大。轻度肿大时胰腺形态变化不明显，以胰腺颈部增厚为主；中度肿大时可较正常形态增大 3～4 倍，失去正常形态（图 2-5-1～图 2-5-3）。肿大的形式有均匀性肿大和局限性肿大两种。

**胰腺边缘**　轻型炎症时，胰腺边缘光滑整齐，形态规则；重型胰腺炎，边缘模糊，形态不规则，与周围组织分界不清，边缘不光滑（图 2-5-4）。

**胰腺回声**　急性胰腺炎早期，胰腺内部回声减低。随着病情进展，发生出血和坏死。胰腺内部强弱不均，弥漫性散在分布极低回声区，内可见不规则高回声斑点，严重时可表现为不规则液性暗区（图 2-5-5）。

**胰腺周边**　胰腺周围可见液性暗区，为炎症渗出所致。积液最常见于小网膜囊，也可见于肾前旁间隙、腹腔、盆腔甚至胸腔。

**胰腺区呈气体全反射**　急性胰腺炎可引起胃肠道内积气，

故超声出现气体全反射现象,而胰腺显示不清。

### 3. 管理意见

结合患者的临床特征,以及饮酒后、血脂高、胆结石病史和肥胖等因素,如果判断为急性重型胰腺炎,立即报告危急值。若为急性水肿型,或虽有局限性胰腺坏死、渗出,但无感染,而且全身症状不明显,则不需报告危急值。早期诊断出急性重症胰腺炎,对及时治疗、降低病死率有重要意义。

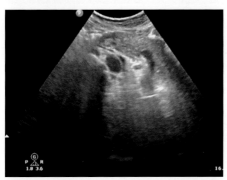

图 2-5-1　胰头胰体前缘可见渗出液,胰腺增厚,回声减低

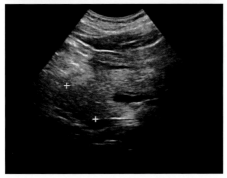

图 2-5-2　胰头水肿

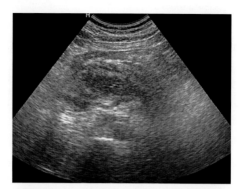

图 2-5-3　胰腺炎性改变失去正常形态

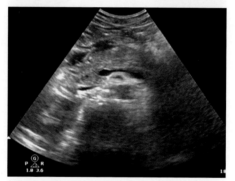

图 2-5-4　胰腺前缘的渗出

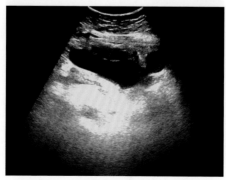

图 2-5-5　胰腺炎形成的假性囊肿

# 第六节　*胆囊穿孔*

## 1. 定义

胆囊穿孔是胆道系统严重的并发症，如胆石症、胆道感染、胆囊癌、胆囊腺肌病、胆道创伤药物和胆囊供血动脉损伤等。胆囊局部受压后胆压增高，胆囊壁血管血栓形成，导致胆囊壁坏死而引发穿孔。老年患者更加容易并发胆囊穿孔，因为高龄胆囊疾病患者的胆囊呈慢性炎性改变，常合并动脉硬化。胆囊动脉为终末动脉，发生炎症时容易造成血管栓塞，从而引起胆囊血运障碍，胆囊壁坏死穿孔。

## 2. 超声诊断

超声检测显示胆囊壁局部膨出或缺损。

超声检查胆囊局限性缺损、邻近胆囊壁肿胀、毛糙，胆囊周围局限性积液。

胆囊窝可见液性暗区，与胆汁信号一致。穿孔常邻近肝组织而形成肝脓肿，偶见与肠管穿透形成胆肠瘘，超声表现为穿孔部位界限模糊（图 2-6-1）。

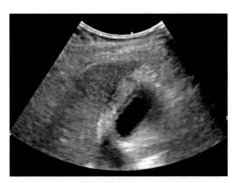

图 2-6-1　胆囊局部穿孔，囊腔缩小，
局部囊壁增厚，可见局部有少量液性暗区

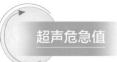

胆囊壁较薄，回声增强，胆囊壁缺损或局部膨出形成包裹性积液为胆汁包裹所形成的胆汁瘤，囊腔内亦呈胆汁样回声（图 2-6-2）。

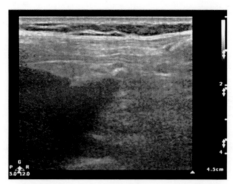

图 2-6-2　胆囊穿孔后，囊腔消失，仅见囊内残存的结石

### 3. 管理意见

胆囊穿孔在实际工作中症状不典型，诊断率偏低，如胆囊游离缘缺损，在胆囊周围形成脓肿或胆囊周围右上腹腔形成包裹性积液，需急报危急值。

## 第七节　*膀胱破裂*

### 1. 定义

由于外伤或膀胱过度膨胀，导致膀胱破裂。

### 2. 超声诊断

在耻骨联合处扫查未见膀胱充盈区，仅见前列腺上方有团状低回声，此回声即为收缩的膀胱（图 2-7-1 ～图 2-7-4）。

由于膀胱破裂导致尿液及部分血液流入盆腔，盆腔内有较多无回声区（图2-7-5）。如果破口位置过高，处于膀胱内的部分尿液和血液仍保留于内，这时声像图显示膀胱壁收缩增厚，盆腔内无回声区的尿液较少，而膀胱内残余的尿液与血液混合为混浊的无回声。

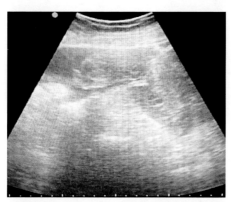

图2-7-1　膀胱破裂

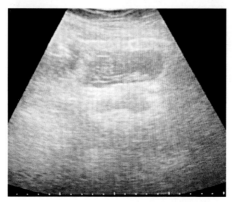

图2-7-2　膀胱破裂后收缩成团块

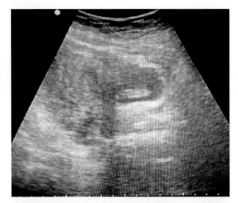

图 2-7-3 膀胱破裂

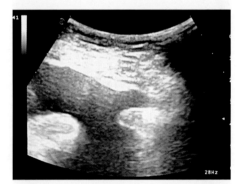

图 2-7-4 膀胱破裂后收缩成团块

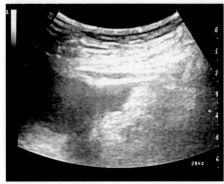

图 2-7-5 膀胱破裂后盆腔见大量液性暗区

## 3. 管理意见

询问病史，仔细分析膀胱破裂的病因，是因外伤还是充盈过度造成的破裂。根据病史和声像图判定为膀胱破裂时，即可建立危急值报告，因为膀胱一旦破裂，必须及时进行手术修补。

# 第八节　*肠梗阻*

## 1. 定义

肠梗阻是指肠内容物不能随肠蠕动而正常向下运行通过。根据病理和病因分为机械性肠梗阻和麻痹性肠梗阻；根据梗阻的程度分为完全性肠梗阻和不完全性肠梗阻。

## 2. 超声诊断

肠管扩张，肠腔积液、积气，梗阻早期气体不多，肠管淤张的范围、程度均是判断梗阻部位和性质的重要依据（图 2-8-1 ～图 2-8-3）。肠壁黏膜皱襞水肿、增厚。机械性肠梗阻时肠壁蠕动增强、幅度增大、频率加快，甚至有时出现逆蠕动现象，肠腔内容物随蠕动也有反向流动；麻痹性肠梗阻时肠管淤张，肠蠕动减弱或消失；绞窄性小肠梗阻时肠蠕动也表现为减缓甚至消失（图 2-8-4），腹腔内出现游离液体回声，短期内超声复查见腹腔内游离液体明显增多。机械性肠梗阻远端出现异常回声对确定病因有重要帮助，常见病因有肿瘤、异物、肠套叠和肠疝等。麻痹性肠梗阻可以出现在机械性肠梗阻晚期，更多见于手术后或继发于其他急腹症（如急性胆囊炎、急性胰腺炎或急性阑尾炎等）。手术后的麻痹性肠梗阻表现为全肠管的扩张和内容物淤积。

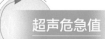
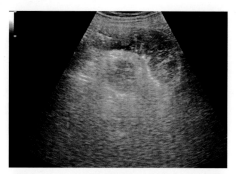

图 2-8-1　小肠肠梗阻，可见扩张的肠管

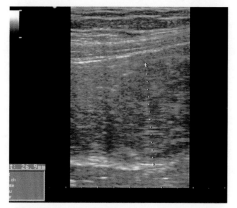

图 2-8-2　小肠肠管扩张，小肠低位梗阻

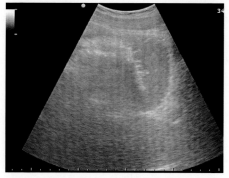

图 2-8-3　低位小肠梗阻

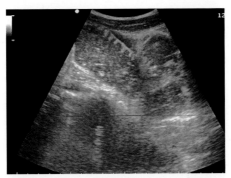

图2-8-4 扩张的肠管，没有肠蠕动

## 3. 管理意见

对于机械性肠梗阻和麻痹性肠梗阻并伴有腹腔积液的患者，即可建立危急值报告，以防引起肠管坏死。

# 第九节 肠套叠

## 1. 定义

伴有肠系膜结构的肠管被套入相连接的另一段肠腔内称为肠套叠。常见于小儿外科急诊，成人则多继发于肿瘤。被套入的肠管因血循环障碍使肠壁充血、水肿而增厚，继而发生坏死。肠套叠几乎都伴有近端肠管的梗阻。

## 2. 超声诊断

肠套叠的肠管长轴切面上可见肠管重叠的"套桶样"征象，多层肠管呈平行排列，远端被套入的肠壁反折处可见肠管上下对称的折曲现象。短轴切面为大、中、小三个环状结构的偏心性"同心环征"或"靶环征"（图2-9-1，图2-9-2）。实际上，外圆为最外面的非套入远端肠管，没有管壁增厚现象；中间和内部两个环状结构是被套入的近端肠管，因管壁充血水肿导致均匀性增厚；中环和内环的交界处可见较强回声的肠系膜（图 2-9-3 ～图 2-9-5）。

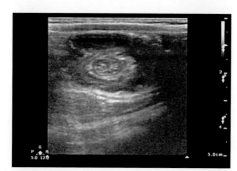

图 2-9-1　肠套叠呈"靶环征"，横切面

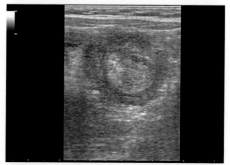

图 2-9-2　肠套叠呈"同心环征"，横切面

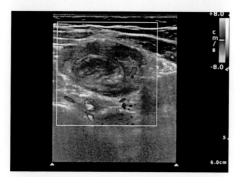

图 2-9-3　彩色多普勒血流图显示套叠的肠管上还有少量血流

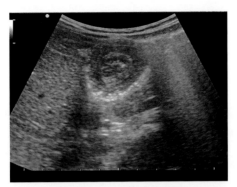

图 2-9-4　高位的肠套叠

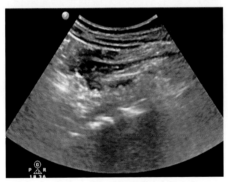

图 2-9-5　肠套叠纵切面

### 3. 管理意见

超声诊断肠套叠方便且准确，若诊断明确，即可建立危急值报告。

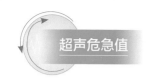
超声危急值

# 第十节 肾主动脉栓塞

## 1. 定义

由于血液黏滞度高、血栓或瘤栓脱落和动脉自身病变而导致肾主动脉栓塞，称为肾主动脉栓塞。

## 2. 超声诊断

**二维超声** 肾主动脉主干内可见栓子回声（图 2-10-1）。

**彩色多普勒** 肾主动脉内无血流色彩显示，脉冲多普勒频谱无动脉血流信号，肾内血流色彩减少或无血流色彩，肾内无动脉血流频谱（图 2-10-2）。

**超声造影** 在有条件的情况下选用超声造影会更清晰和更准确地诊断出肾主动脉栓塞，此时栓塞的肾脏完全无增强，而周边实质脏器和健侧未栓塞肾主动脉的肾脏完全增强，双肾形成鲜明对比（图 2-10-3）。

## 3. 管理意见

肾主动脉栓塞诊断明确，即可建立危急值报告。

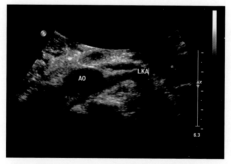

图 2-10-1 左肾动脉主干栓塞

AO：主动脉；LKA：左肾动脉

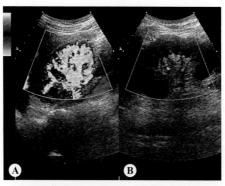

图 2-10-2　彩色多普勒血流图显示肾内丰富的血供（A），
肾主动脉栓塞后肾内几乎无血流（B）

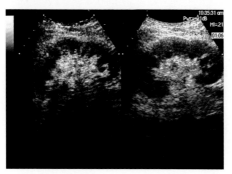

图 2-10-3　左肾超声造影：注入造影剂后整个肾脏未见增强

（张丽娟　杨斌）

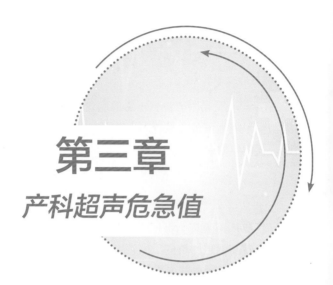

# 第三章

## 产科超声危急值

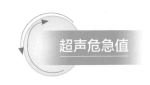

# 第一节  *胎盘早剥*

## 1. 定义

胎盘早剥是指附着位置正常的胎盘在胎儿娩出前过早剥离。根据胎盘早剥血液外流情况可分为显性出血、隐性出血、混合性出血，其中以混合性出血多见。最常见于孕 20 周以后。

## 2. 超声诊断

胎盘边缘分离、绒毛膜下和胎盘后血肿（图 3-1-1）。在急性期，剥离区可表现为高回声，几天后变为低回声，1～2 周后变为夹杂着高回声团块的无回声区，数周后变为无回声区。彩色多普勒血流图显示血肿内无任何血流信号。

注意：有时子宫收缩、子宫肌瘤或血管丛也会有类似表现，追踪观察常可区分。子宫收缩是一过性的；子宫肌瘤常有相关病史，位置较固定，一般不会在短时间内增大；血管丛彩色多普勒显示为血流信号。

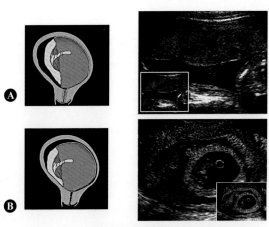

图 3-1-1  胎盘早剥，胎盘边缘分离（A），绒毛膜下和胎盘后血肿（B）

## 3. 管理意见

胎盘早剥发病率为 0.5% ~ 1%，在早产中发病率可达 5%。

了解高危人群，其在妊娠高血压疾病中占 40% 以上，而高龄产妇、吸烟、吸毒、创伤和一些子宫畸形容易发生胎盘早剥。此外，剥离可能发生在胎膜破裂时。

大多数胎盘早剥是无法预测或阻止的，其也是导致妊娠晚期阴道出血的首要原因。

胎盘早剥也会引起弥漫性血管内凝血，可能需要子宫全切，可能损伤输尿管、膀胱及其他内脏，导致成人呼吸窘迫综合征、肾功能衰竭，甚至死亡；罕见引起子宫破裂，是围产期死亡的重要原因之一。

对胎盘早剥的处理应当是个性化的，根据剥离的严重程度和发生时的孕龄，进行具体化分析处理。

# 第二节　血管前置

## 1. 定义

胎膜内的胎儿血管（无脐带或胎盘组织环绕）穿过宫颈内口，当胎膜早破时，有血管破裂的风险（图 3-2-1）。

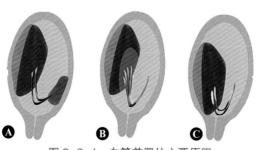

图 3-2-1　血管前置的主要原因

A.副胎盘；B.脐带帆状插入；C.胎盘迁移

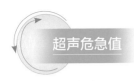

## 2. 超声诊断

虽然在二维灰阶超声下，前置血管可显示为宫颈内口前方的线性结构，但利用二维彩色多普勒寻找宫颈内口前方的彩色血流信号诊断血管前置相对来说还是比较容易的，动脉和静脉血流都可以识别（图3-2-2）。

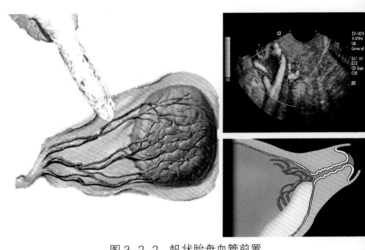

图3-2-2　帆状胎盘血管前置

注意：二维灰阶超声呈现宫颈内口前方的"线性结构"，也可能是胎盘边缘血窦，羊膜与绒毛膜分离及单纯膜的褶皱；利用彩色多普勒很容易进行鉴别诊断；脉冲多普勒血管前置时显示出胎儿脐动脉频谱（胎儿心率）和脐静脉频谱，但有时胎盘边缘血窦内部也可能存在血液信号，其同孕妇的心跳频率一致。

超声检查可在产前诊断血管前置，还需要与脐带先露相鉴别，脐带先露是指插入口正常的脐带显示在宫颈内口与胎先露之间。

## 3. 管理意见

孕晚期，血管前置有很严重的并发症，当胎膜破裂时，有胎儿出血甚至死亡的风险。这是由于胎儿血管贯穿胎膜，而没有胎盘组织和华通氏胶保护，当胎盘边缘在中孕期覆盖宫颈内口而之后向上迁移时，应当怀疑是否有血管前置。超声检查对血管前置有较高的检查率，这样可在一定程度上避免发生与血管前置相关的产前胎儿死亡。在孕 35 周之前或在胎膜破裂之前诊断血管前置是非常重要的，直接决定分娩方式。

（邓学东）

# 第三节　异位妊娠未破裂型

## 1. 定义

受精卵在子宫体腔以外着床发育的现象称为异位妊娠，通俗称宫外孕。临床上分为未破型和破裂型两种。未破型异位妊娠患者生命体征平稳，症状轻微，但随时可能发生危及生命的腹腔内出血。异位妊娠是妊娠前三个月最常见的急腹症和最主要的死亡原因。

## 2. 超声诊断

子宫形态正常或稍有增大，宫腔内不见孕囊，内膜可增厚，也可因出血时间长而不表现为增厚。

宫腔内有积血时，可表现为"假妊娠囊"样回声；见到宫内妊娠囊是可靠的妊娠征象，一般可以排除异位妊娠；必须注意与假妊娠囊相鉴别；宫外孕出现此征象者占 10% ~ 20%，但极个别人可宫内宫外同时妊娠，必须提高警惕！

附件区出现异常包块回声，可见类妊娠囊的环状高回声结构，内为小液性暗区，又称"Donut 征"。多数为囊性或混合性包块。

异位妊娠未破裂型患者附件区可见完整的妊娠囊，内有胎芽，月份稍大胚胎存活时暗区内可见胎心搏动。B 超检查发现此征象者为 10% ~ 20%。

## 3. 管理意见

超声检查结合血 HCG 测定，血 HCG ＞ 6000 ～ 6500mIU/mL，经腹部超声二维声像图示宫内未见妊娠囊（图 3-3-1，图 3-3-2），异位妊娠可能性＞ 95%；血 HCG ＞ 2500mIU/mL，经阴道超声示宫内仍无妊娠囊时则为异常妊娠，包括异位妊娠和宫内孕流产。密切结合患者临床症状及血清 HCG，若判断为异位妊娠未破型时（图 3-3-3 ～图 3-3-6），立即建立危急值报告。异位妊娠在未破裂前早期诊断，可明显降低死亡率。

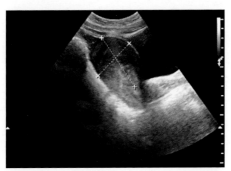

图 3-3-1　经腹部超声：宫内未见妊娠囊

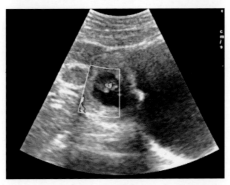

图 3-3-2　经腹部超声：附件区见妊娠囊并见胎心搏动

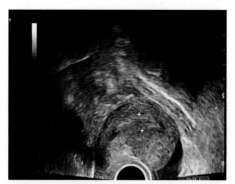

图 3-3-3　经阴道超声：宫内未见妊娠囊

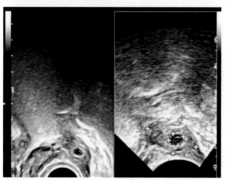

图 3-3-4　经阴道超声：附件区见包块

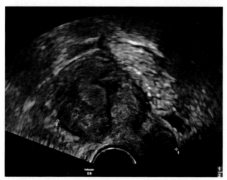

图 3-3-5　经阴道超声：宫内未见妊娠囊

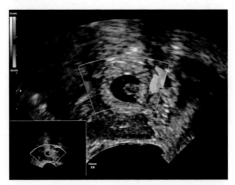

图 3-3-6　经阴道超声：附件区见妊娠囊并见胎心搏动

# 第四节　胎心率持续低于
## 100 次 / 分（ > 28 周）

### 1. 定义

妊娠 > 28 周，观察胎儿心率持续低于 100 次 / 分。

### 2. 超声诊断

胎儿心率缓慢，频谱多普勒超声心动图测定心室率低于 100 次 / 分（图 3-4-1 ～图 3-4-4）。

心房率可正常或与心室率一致。

排除房性期前收缩未下传造成的心室率减慢。

排除探头压迫造成的胎心率减慢。

### 3. 管理意见

当孕 > 28 周时，发现胎儿胎心率持续低于 100 次 / 分时，应立即建立危急值报告，产科予以及时处理可减少孕 28 周后死胎或死产的风险。

如胎儿心室率低于 100 次 / 分，而心房率正常者建议孕妇去免疫科就诊，排除孕妇自身免疫系统疾病所造成的胎儿心室率减慢。

如果胎儿心房率和心室率一致未出现心力衰竭者，产科予以紧急剖宫产，多数于出生后心率可恢复正常。

此外，孕中晚期胎儿心脏传导系统处于兴奋易感状态，孕妇摄入含咖啡因类食物、药物，如甲状腺药物、烟草、酒精、违禁药物（可卡因等）均易诱发胎儿心律异常，多表现为房性期前收缩，应建议孕妇解除相关诱因，同时加强超声监测，密切随访观察，多数可以自然转归，无须特殊处理。

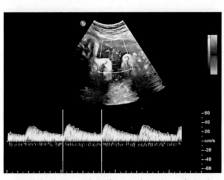

图 3-4-1 频谱多普勒：胎心率 86 次 / 分，脐血流 S/D 值正常

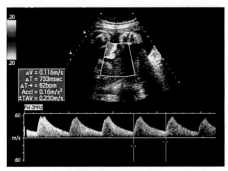

图 3-4-2 频谱多普勒：胎心率 82 次 / 分

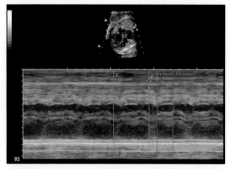

图 3-4-3　频谱多普勒：心房率 161 次 / 分，心室率 73 次 / 分

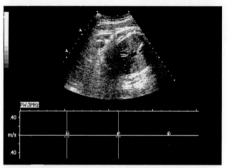

图 3-4-4　心室率 51 次 / 分

（曹荔　吴云）

# 第四章
## 浅表器官和外周血管
## 超声危急值

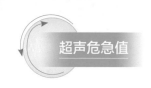

# 第一节 横纹肌溶解综合征

## 1. 定义

横纹肌溶解综合征是指一系列影响横纹肌细胞膜、膜通道及其能量供应的多种遗传性或获得性疾病导致的横纹肌损伤、细胞膜完整性改变、细胞内容物（如肌红蛋白、肌酸激酶、小分子物质等）漏出，多伴有急性肾功能衰竭及代谢紊乱。

## 2. 超声诊断

病变区域横纹肌整体连续性可，肌纹理模糊不清，肌束正常结构消失，回声增强，内部出现不均匀的强回声及低回声，呈"云雾状"或"毛玻璃样"回声。

可于肌间或肌肉与骨表面出现液性暗区，呈梭形或不规则形。

彩色多普勒　病灶区无血流信号（图 4-1-1 ～图 4-1-6）。

## 3. 管理意见

横纹肌溶解综合征的诊断主要依据患者病史、体征及实验室检查，超声检查可清晰显示肌肉病变部位、范围、程度，以及内部有无积液，结合临床症状、病史及超声声像图特征，能迅速做出诊断。当肌肉积液较多时，可行超声引导抽液治疗；少数病因不明确者，可行超声引导肌肉穿刺活检，为临床治疗提供重要信息。

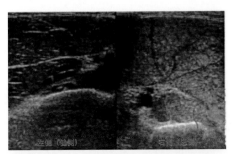

图 4-1-1　大腿上段二维超声声像图

右侧（患侧）横纹肌弥漫性肿胀、肌肉纹理不清、回声增高，

左侧（健侧）肌肉纹理清晰

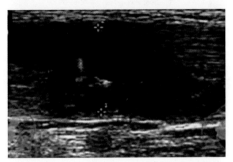

图 4-1-2　右侧大腿上段二维超声声像图

肌肉肿块样结构内可见不均匀强回声及低回声区

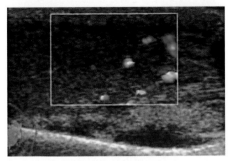

图 4-1-3　大腿上段彩色多普勒血流图

病变区无明显血流信号

※ 图 4-1-1 ～图 4-1-3 摘自包洪靖，亓恒涛，柏天君 . 糖尿病高渗状态并发横纹肌溶解超声表现 [J/OL]. 中华医学超声杂志（电子版），2012，9（4）：53-55.

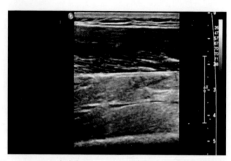

图 4-1-4　右侧股四头肌纵切面二维超声声像图

肌肉肿胀、体积增大、回声增高、纤维纹理不清晰

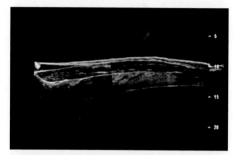

图 4-1-5　右侧股四头肌宽景成像二维超声声像图

肌肉内及肌间隙多发细小无回声区，呈条索状或不规则状

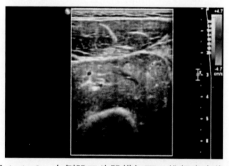

图 4-1-6　右侧股四头肌横切面二维超声声像图

病变区无血流信号

※ 图 4-1-4 ～图 4-1-6 摘自郭建彬，李志强，崔丽. 彩色多普勒超声对急性运动性横纹肌溶解症的诊断价值 [J]. 临床超声医学杂志，2014，16（4）：282-283.

# 第二节 *坏死性筋膜炎*

## 1. 定义

坏死性筋膜炎是一种广泛且进展迅速并以皮下组织和筋膜坏死为特征的软组织感染，常伴有全身中毒性休克。本病由多种细菌混合感染引起，其中主要是化脓性链球菌和金黄色葡萄球菌等需氧菌。本病的重要特征是感染只损害皮下组织和筋膜，不累及感染部位的肌肉组织。

## 2. 超声诊断

皮肤水肿增厚，筋膜变形不规则、弥漫性增厚。

沿筋膜面可见异常积液、皮下气体及边界清晰的分叶状脓肿。

彩色多普勒 病灶区无明显血流信号（图4-2-1～图4-2-3）。

## 3. 管理意见

超声可提供快速有价值的诊断信息，是评价软组织肿胀、触痛的重要诊断工具，可用于坏死性筋膜炎的早期诊断，超声引导脓肿抽吸培养可识别病菌。

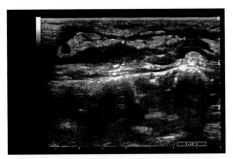

图 4-2-1 小腿下段二维超声声像图

皮肤水肿增厚，筋膜不规则增厚

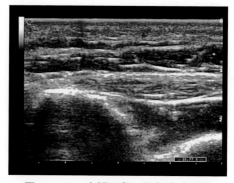

图 4-2-2 小腿下段二维超声声像图

沿筋膜面可见皮下气体，筋膜不规则增厚

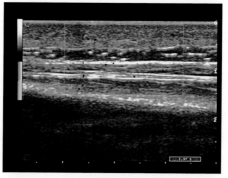

图 4-2-3 小腿下段彩色多普勒血流图

病灶区无明显血流信号

# 第三节 急性睾丸扭转

1. 定义

睾丸扭转由睾丸及精索的附着位置异常引起。急性期睾丸扭转多见于不完全扭转（ < 360° ）或早期扭转（ < 6 小时）。睾丸扭转后，精索内血管受压、血流受阻，引起睾丸淤血、缺氧、

缺血，直至坏死。睾丸扭转多发生于青少年，常在睡眠或剧烈运动时发生。发作时患者有剧烈、持续性阴囊疼痛，扭转初期时疼痛局限在阴囊部位，之后会向下腹和会阴部放射，伴有恶心、呕吐、阴囊皮肤红肿、触痛等症状。

### 2. 超声诊断

睾丸扭转可分为完全扭转和不完全扭转，后者多见。

**睾丸完全扭转**　患侧睾丸实质回声低于健侧，分布不均匀。由于扭转精索内的动脉与静脉血流同时中断，睾丸体积无明显增大。

**睾丸不完全扭转**　早期仅静脉血液回流受阻，睾丸淤血肿大，实质回声不均匀。

精索末段扭曲、增粗，呈线团样高回声，并可见到"线团"嵌入"睾丸门"而形成的镶嵌征。

睾丸旁高回声结节，附睾输精管肿大，回声不均匀，牵拉至腹股沟。

阴囊壁增厚，回声不均匀，睾丸鞘膜腔少量积液。

**彩色多普勒**　完全扭转时，睾丸、扭转精索无血流信号；不完全扭转时，急性期肿大的睾丸内血流信号明显减少，扭曲的精索内血管走向不连续，睾丸动脉及其分支的血流阻力指数明显增高（图4-3-1，图4-3-2）。

### 3. 管理意见

正确认识睾丸扭转分型是挽救睾丸的关键，应认真鉴别。睾丸扭转治疗的目的是挽救睾丸，保护患者的生育能力及内分泌功能。因此，对于阴囊急症患儿，有睾丸肿、胀、痛、抬举痛者，疑有睾丸扭转时，应尽早行手术探测，以提高睾丸挽救率。

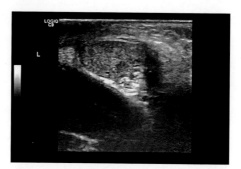

图 4-3-1　急性睾丸扭转二维超声声像图

睾丸肿大，实质回声不均匀

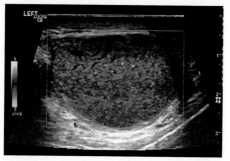

图 4-3-2　急性睾丸扭转彩色多普勒血流图

肿大的睾丸内血流信号明显减少

# 第四节　急性外周动脉栓塞

## 1. 定义

急性动脉栓塞是指栓子自心脏或近心端动脉壁脱落，或自外界进入动脉，随动脉血流到达并停留在管径与栓子大小相当的动脉内，引起受累动脉供应区组织的急性缺血而出现相应的临床症状。

## 2. 超声诊断

动脉管腔内显示不均质偏低回声结构，有时可见不规则强回声斑块伴典型或不典型声影，有时于栓塞近心端可见到血栓头漂浮于管腔内。

**彩色多普勒** 血栓处血流中断，不完全栓塞时，彩色血流呈不规则细条或细线状，色彩明亮或暗淡（图 4-4-1，图 4-4-2）。

## 3. 管理意见

超声检查的目的是确诊和定位，明确肢体缺血的严重程度，判断栓塞大致部位，争取在最短的时间内行取栓手术或给予抗凝溶栓治疗。

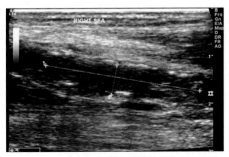

图 4-4-1 急性外周动脉栓塞二维超声声像图
动脉管腔内显示不均质低回声区

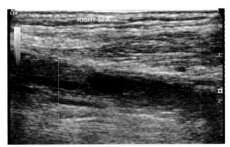

图 4-4-2 急性外周动脉栓塞彩色多普勒血流图
血栓处无血流信号

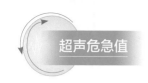

# 第五节 急性外周静脉血栓

## 1. 定义

急性血栓是指 2 周内的血栓，静脉血流迟缓、内膜损伤和高凝状态时，静脉管腔内的血液发生凝固，形成血凝块，导致管腔部分或完全堵塞。

## 2. 超声诊断

血栓处静脉管径明显扩张。

血栓形成后数小时到数天之内表现为无回声，1 周后逐渐呈低回声。

静脉管腔不能被压瘪。

急性血栓的近心端往往未附着于静脉壁，自由漂浮在管腔中。

彩色多普勒　血栓段静脉内完全无血流信号或探及少量血流信号。当血栓使静脉完全闭塞时，血栓近端静脉血流信号消失或减弱，而远端静脉频谱变为连续性，失去期相性，乏氏动作反应减弱或消失（图 4-5-1，图 4-5-2）。

## 3. 管理意见

超声可以根据静脉管腔内回声的变化、彩色血流的充盈情况，压迫试验及静脉频谱形态的变化，简便、准确地诊断四肢静脉血栓形成，帮助制定治疗方案。

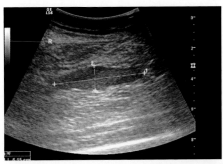

图 4-5-1　急性外周静脉血栓二维超声声像图

静脉管腔内显示不均质低回声区，静脉管腔不能被压瘪

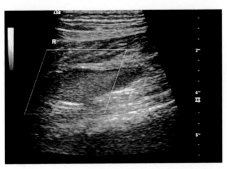

图 4-5-2　急性外周静脉血栓彩色多普勒血流图

血栓段静脉内完全无血流信号

（李嘉　戚敏）